AF611635

DE LA

TERMINAISON DE L'ÉRYSIPÈLE

PAR DES ÉRUPTIONS CUTANÉES

DE LA

TERMINAISON DE L'ÉRYSIPÈLE

PAR DES ÉRUPTIONS CUTANEES

« Si l'art croit devoir toujours conduire la nature, sa présomption le rend visiblement dangereux; s'il croit ne devoir la conduire jamais, son inutilité le rend méprisable. »

(Voullonne, *Mémoire sur les maladies dans lesquelles la médecine agissante est préférable à l'expectante.*)

INTRODUCTION

Dans le cours de mes études, j'ai trouvé un certain intérêt à recueillir différentes observations d'érysipèle, frappé par la marche vraiment curieuse de cette affection, disparaissant quelquefois sur place, d'autres fois s'écoulant pour ainsi dire petit à petit par les extrémités, ici se montrant spontanément, là se développant sur une plaie sans cause connue ou pendant une épidémie, évoluant d'un côté sans gravité, de l'autre amenant la mort. Toutefois, ce qui m'a le plus frappé, c'est la variabilité de sa terminaison.

C'est la terminaison par des *éruptions cutanées*, dont je possède trois observations, qui fait le sujet de mon travail. Je n'ai pas vu de cas semblables mentionnés dans les auteurs. Je ne prétends pas cependant avoir la priorité ; la pénurie sur cette matière tient peut-être à ce que des éruptions analogues ont passé inaperçues où qu'on n'en a pas tenu compte. Quoi qu'il en soit, faute de notions empruntées ailleurs, je discuterai la nature de ces dermatoses. Pour cela faire, je consacrerai un paragraphe à la terminaison de l'érysipèle ; dans un autre je citerai mes observations. Puis, rappelant ce qui a été dit sur la nature de l'érysipèle, sur les métastases, les crises et les complications dans les maladies, je tâcherai d'en tirer des conclusions propres à mettre en lumière la nature des dermatoses survenant à la fin de l'érysipèle.

I. — Différents modes de terminaison de l'érysipèle

Ce sont la délitescence, la résolution, la suppuration, la gangrène, l'anasarque, la métastase et des éruptions cutanées.

L'érysipèle se termine rarement par *délitescence;* elle est même contestée.

La *résolution* est la terminaison habituelle ; elle est annoncée par la cessation de la fièvre, la pâleur graduelle du tégument, et l'apparition de furfures épidermiques ; une légère infiltration persiste pendant une à trois semaines, puis la guérison s'opère totale ment.

La *suppuration* est très-fréquente. Dans ce cas, les abcès sont limités et n'envahissent pas ordinairement toute la partie atteinte d'érysipèle. Ils ne siégent pas toujours dans le lieu où l'affection a évolué. Il y a dans le *Traité de l'érysipèle* d'A. Després des observations d'abcès au dos de la main, à la région trochantérienne, au coude, à la suite d'érysipèles du cuir chevelu ou de la face ; on cite dans tous les ouvrages spéciaux un fait rapporté par Landouzy, où il y eut soixante-neuf collections purulentes de volume variable. Le siége le plus habituel de ces abcès est le crâne ; ils peuvent occasionner le décollement du péricrâne, et consécutivement la carie, la nécrose des os, la méningite.

La *gangrène* se voit quelquefois chez des vieillards affaiblis, chez des adultes anémiés par une maladie grave, ou chez des nouveau-nés. Elle atteint de préférence les organes où la peau est fine et délicate, comme les paupières, la verge, le scrotum, les grandes lèvres, les oreilles. La surface malade est insensible; ce qui permet de diagnostiquer la gangrène plus sûrement que par la coloration noire, qui peut dépendre d'un épanchement sanguin. Ses conséquences sont loin d'être sérieuses; rarement aussi laisse-t-elle des cicatrices difformes. Le pronostic est d'ailleurs en rapport avec l'état cachectique du malade.

D'après Imbert-Goubeyre, l'érysipèle pourrait se terminer par *anasarque ;* ce fait est très-rare.

Quant à la terminaison par *métastase,* c'est jusqu'alors, d'après Follin (*Pathologie externe*) une hypothèse sans confirmation. Quelques auteurs l'admettent; Rayer est du nombre. On regarde alors comme affections métastatiques: la pharyngite, la laryngite, la bronchite, l'endocardite, la pneumonie, la pleurésie, l'entérite avec infiltration ou ulcération des glandes solitaires et des plaques de Peyer; les premières se développent par propagation, les secondes ne sont que des complications, toutes comprises sous la dénomination d'*érysipèle interne.*

Enfin l'érysipèle peut présenter à son déclin des *éruptions cutanées* : c'est ce que feront ressortir les observations suivantes.

II. — Observations d'érysipèles se terminant par des éruptions cutanées.

J'ai assisté moi-même à l'évolution des trois cas que je vais citer. L'observation des deux premiers a été recueillie par mon ami le Dr Ferry, à l'hôpital de Montpellier, dans le service militaire de M. le médecin-major Kiener. La troisième observation est personnelle et provient de la clinique chirurgicale de M. le professeur Verneuil, à la Pitié.

Observatation I.—M***, soldat au 84e de ligne, âgé de 22 ans, entre le 2 mai 1872 à l'hôpital de Montpellier, lit 32 de la salle Saint-Barthélemy (service de M. le Dr Kiener). Ses parents sont bien portants ; il ne compte, comme maladie antérieure, qu'un érysipèle de peu de durée. — Il est de bonne constitution, n'a jamais eu de syphilis, jamais d'affections cutanées. Voici comment a débuté sa maladie.

Il y a deux jours (30 avril), le matin, en revenant de monter la garde, il a ressenti un frisson assez violent qui dura plusieurs heures. Pendant toute la journée, il eut de la céphalalgie, avec anorexie. La nuit ut agitée par quelques rêves, et le lendemain matin, en se réveillant, il s'aperçut que l'aile du nez du côté droit était rouge et gonflée. Le mal de tête et la perte d'appétit persistaient; il s'y ajoutait des nausées. La nuit du 1er mai fut plus troublée que la précédente ; à son lever, le malade constata l'apparition franche de l'érysipèle.

2 mai. Tout le nez, jusqu'à la racine, est rouge, tuméfié et douloureux à la pression. En regardant dans les fosses nasales, on voit des croûtes sèches et dures, qui ont été sans doute le point de départ de l'érysipèle. Il n'y a pas d'engorgement ganglionnaire ; la nuque est douloureuse à la pression.

Comme symptômes généraux, on note de la céphalalgie, de l'anorexie, une soif vive, de la constipation. Les autres organes sont exempts de lésions.—Le pouls n'est pas très-fréquent, 88 pulsations ; il est régulier.

Température. Matin : 38°,4. Soir : 38°,9.

Traitement : onctions à la glycérine ; tartre stibié, 5 centigrammes comme vomitif.

Le 3. L'érysipèle n'a pas envahi les parties voisines ; il est toujours limité à tout le nez ; il semble même avoir un peu pâli.

Le mal de tête a disparu ; il y a seulement un peu de pesanteur.

Température. Matin : 38°,2. Soir : 38°,5.

Même traitement que la veille, moins l'émétique.

Le 4. Le malade accuse au niveau du bord inférieur du maxillaire inférieur, à gauche, une sensation de douleur brûlante ; on remarque en cet endroit de nombreux points rouges, qui se réunissent en une tache de configuration irrégulière, oblongue, présentant 8 centimètres dans son diamètre transversal, et 6 centimètres dans son diamètre vertical. Le soir, quelques-uns de ces points se couvrent de petites vésicules d'une limpidité parfaite et spéciales à l'herpès simple.

La tuméfaction du nez a diminué ; l'érysipèle, du rouge vif a passé au rose.

Température. Matin : 37°,8. Soir : 37°,9.

Le 5. Les vésicules de la veille, dont la grandeur ne dépasse pas celle d'une petite lentille, présentent le trouble laiteux, ordinaire dans l'herpès au deuxième ou au troisième jour. D'autres vésicules apparaissent, de façon à constituer une éruption confluente; quelques-unes s'étendent jusqu'à la commissure labiale du même côté.

L'érysipèle est en pleine résolution; la peau commence à se desquamer. — Tous les phénomènes généraux ont disparu.

. Température. Matin : 37°,2. Soir : 37°,4.

Le 6. Les vésicules herpétiques se dessèchent pour la plupart et se couvrent de croûtes. L'état général est satisfaisant.

Le 15. Les croûtes sont presque toutes tombées; il reste à leur place une tache rose sur la peau.

Le 25. Sortie de l'hôpital.

Ainsi, en résumé, à un *érysipèle fixe*, dont la durée a été de six jours, a succcédé un *herpès simple* qui a accompli sa marche en douze jours environ. La température a baissé, dès l'apparition de l'herpès.

Observation II. — Cros (Alexandre), sapeur au 2e régiment du génie, entre le 11 septembre 1872 à l'hôpital de Montpellier, lit 26 de la salle Saint-Joseph (service de M. le Dr Kiener).

Il est d'une bonne constitution et n'a pas eu d'érysipèle antérieurement. En 1868, il a été atteint de pneumonie. On ne trouve dans ses antécédents ni syphilis ni affections cutanées.

Son érysipèle a débuté de la façon suivante :

Le 6 septembre, il s'est refroidi après avoir travaillé aux mines. Le lendemain matin il ressentit une douleur dans le conduit auditif externe et derrière le lobule de l'oreille droite, sans écoulement purulent. (Il n'est pas sujet aux otites.) En même temps il éprouva un peu de lourdeur de tête, avec diminution de l'appétit, sans frissons. Le 8 septembre, le pavillon de l'oreille droite tout entier fut pris de rougeur et de tuméfaction douloureuse, qui s'étendaient aussi à la tempe, et occasionnaient une pénible céphalalgie. Le 9 septembre il entra à l'infirmerie de la caserne, accusant une soif très-vive, avec anorexie, sensation de fatigue, céphalalgie, et douleurs cuisantes de la peau intéressée par l'érysipèle. Pendant son séjour à l'infirmerie, on lui fit des applications émollientes, jusqu'au 11 septembre, jour de son entrée à l'hôpital. Voici son état actuel :

Le 11. Il y a une tuméfaction érysipélateuse occupant toute la moitié droite de la face et du cuir chevelu; quelques phlyctènes, dont plusieurs purulentes, se montrent sur la peau affectée. Les ganglions parotidiens et sous-maxillaires sont engorgés et douloureux.

La céphalalgie n'est pas très-violente. Le malade accuse beaucoup de lassitude. La langue est sèche, saburrale. Il n'y a pas de symptômes abdominaux. Le pouls est régulier, fréquent, à 90 pulsations. Température. Matin : 39°,4. Soir : 40°.

Traitement : onctions glycérinées.

Le 12. La tuméfaction est considérable, d'une nuance rose légèrement violacée ; elle est limitée par un bourrelet saillant.

L'érysipèle a quitté le foyer primitif et s'étend au

front d'où il gagne l'autre oreille. De larges phlyctènes se sont développées sur le front.

Température. Matin : 40°. Soir : 40°,5.

Même traitement que la veille et que l'on continue les jours suivants.

. Le 13. Le côté droit de la face est à peu près débarrassé ; la joue gauche est envahie.

Le sommeil est constamment agité par des rêves ; la soif est vive ; le ventre est libre ; les selles sont régulières.

Température. Matin : 40°. Soir : 40° 2.

Les 14, 15 et 16. — L'érysipèle s'étend encore un peu à gauche sur la joue et vers la nuque. La desquamation se fait à droite.

Température de ces trois jours :

Le 14. Matin : 39°,5. Soir : 40°,2.

Le 15. — 40°. — 40°,5.

Le 16. — 39°,3. — 40°,3.

Le 17. L'état de l'érysipèle est le même. Les symptômes généraux ne sont pas modifiés.

On aperçoit sur la face antérieure du tronc et sur les membres des taches roses, disséminées, séparées par des intervalles de peau saine et s'effaçant par la pression ; elles occasionnent des picotements, sans démangeaisons véritables. C'est une roséole qui se déclare.

Température. Matin : 37°,4. Soir : 39°.

Le 18. On ne constate aucune nouvelle extension de l'érysipèle à gauche ; la desquamation continue à droite. Il y a quelques pétéchies dans le derme au niveau des points occupés par les phlyctènes actuellement desséchées.

La roséole persiste avee les caractères précédemment indiqués.

Température. Matin : 37°,4. Soir : 39°.

Les 19 et 20. La résolution et la desquamation de l'érysipèle se font à gauche ; elles sont presque terminées à droite.

Les macules de roséole s'élèvent un peu et se transforment en papules (roséole papuleuse) ; elles règnent à la face antérieure du tronc, à la partie interne des deux bras, à la face postérieure des deux cuisses, principalement sur le trajet des nerfs intercostaux, médians et sciatiques. Aucun de ces nerfs n'est douloureux à la pression. Çà et là sur quelques papules apparaissent de petites vésicules (roséole miliaire).

L'état général est satisfaisant. L'appétit revient, la céphalalgie disparaît, les nuits ne sont plus agitées par des rêves.

Température de ces deux jours :

Le 19. Matin : 36°,5. Soir : 36°,6.

Le 20. — 36°,6. — 36°,9.

A partir de ce jour, l'érysipèle est en pleine résolution ; l'apyrexie est complète.

La roséole n'a pas sensiblement diminué , elle devient cependant un peu pâle.

Le 26. Après avoir pâli graduellement, la roséole se desquame, en quelques endroits seulement.

Un petit abcès s'est formé à la partie latérale droite du cou ; on l'ouvre.

La convalescence est assurée.

1er octobre. La guérison est complète.

Dans cette observation, à un *érysipèle ambulant* et *phlycténoïde,* de treize jours de durée, a succédé une *roséole,* simple au début, revêtant ensuite les formes *papuleuse* et *miliaire,* et parcourant ses phases en dix jours. La température n'a commencé à devenir normale que le surlendemain de l'éruption roséolique, bien que l'érysipèle fût en pleine desquamation ; je considère cette permanence de l'élévation thermique comme une exacerbation due à la roséole.

OBSERVATION III. — Sagot (Joséphine), ve Lemarié, âgée de 37 ans, employée rue de Paris, 62, à Saint-Denis, née à Bretoncelles (Orne); entre le 1er février 1873, pour un carcinome du sein droit, à l'hôpital de la Pitié, salle Saint-Augustin, lit n° 6.

Elle a deux enfants bien portants ; sa constitution est bonne ; elle n'accuse aucune maladie antérieure. Elle est bien réglée.

Le 3 février, M. le professeur Verneuil fait à la malade l'amputation totale du sein cancéreux. Jusqu'au 17 février, la plaie ne cesse de présenter un très-bon aspect ; dans cet intervalle, la malade a été atteinte d'un accès de manie aiguë, d'origine inconnue, et qui a duré 48 heures.

Le 27. Un érysipèle se déclare tout autour de la plaie, engendré par une épidémie qui régnait dans les salles de chirurgie. Cet érysipèle provoque de très-vives douleurs ; il est accompagné de céphalalgie, de soif violente, d'anorexie et de fièvre.

Le 28. Température. Matin : 38°,5. Soir : 39°,8.

1er mars. — L'érysipèle s'étend vers l'épaule droite.

Température. Matin : 38°,4. Soir : 38°,6.

Le 2. Même état.

Température. Matin : 38°. Soir : 39°.

Le 3. On voit à la vulve une grande quantité de taches rouges, rondes, confluentes, ayant environ 2 millimètres de diamètre, et occasionnant de vives démangeaisons.

Température. Matin : 38°,8. Soir : 39°,2.

Le 4. L'érysipèle se propage à la partie supérieure du bras droit, qu'il entoure complètement.

Sur les taches rouges de la veille naissent des pustules, remplies d'une sérosité purulente; elles siégent tout autour des grandes lèvres, sur le pénil, à la partie interne des cuisses et au sacrum. Comme les taches, ces pustules sont confluentes et appartiennent à l'impétigo.

Température. Matin : 38°,6. Soir : 39°4.

Le 5. L'état local n'a pas changé. Comme symptômes généraux, il y a toujours une soif vive et de l'anorexie.

Température. Matin : 37°,8. Soir : 38°.

On prescrit une application de poudre d'amidon sur l'éruption de la vulve.

Le 6. Du bras, l'érysipèle gagne l'avant-bras, qui est atteint sur ses deux faces.

Quelques pustules d'impétigo se sont rompues et ont vidé leur contenu qui s'est desséché en croûtes jaunes.

Température. Matin : 37°,2. Soir : 38°,2.

Prescription : poudre d'amidon sur l'impétigo.

Le 7. L'érysipèle est arrivé à la main, où son siége est nettement limité. L'avant-bras est encore un peu tuméfié. Au bras on ne voit plus aucune trace du mal qui l'a quitté.

Les croûtes d'impétigo sont devenues plus épaisses ; autour d'elles se sont produites de nouvelles pustules, causant toujours de grandes démangeaisons.

On note, à la phalangette du médius gauche, l'apparition spontanée d'une tourniole, sur laquelle on applique des cataplasmes.

La cicatrisation de la plaie, entravée par l'érysipèle reprend à nouveau.

La température est normale.

8, 9 mars. Disparition graduelle de la rougeur et de la tuméfaction de la main droite ; l'érysipèle siége principalement aux doigts, par où il tend à s'éliminer. L'état général n'offre rien de particulier.

Le 10. L'éruption vulvaire ne s'est pas modifiée. On prescrit une lotion avec une solution de nitrate d'argent au dixième.

Le 11. Même état, même prescription.

Le 12. L'érysipèle a totalement disparu, sans desquamation. — Quelques pustules d'impétigo se dessèchent, d'autres apparaissent. On ordonne un cataplasme de fécule.

Le 14. Les pustules se couvrent presque toutes de croûtes. Il n'y a presque plus de démangeaisons.

L'appétit est revenu, ainsi que le sommeil. La plaie du sein a très-bon aspect.

Le 19. L'impétigo se guérit. A la place des croûtes tombées, on voit le derme rouge.

Le 23. Sortie de l'hôpital en parfaite santé.

Dans cette dernière observation, après un *érysipèle ambulant*, d'une durée de dix jours, s'est montré un *impétigo*, qui s'est terminé en seize jours. Comme dans l'observation précédente, et sans doute pour le même motif, la température n'est redevenue normale que le surlendemain de l'apparition de l'impétigo. Quant à la tourniole, survenue dans le cours de cet érysipèle, il n'y a pas à en tenir compte ; c'est un accident fortuit. Je dois ajouter qu'alors l'érysipèle régnait épidémiquement dans les salles de chirurgie de la Pitié, et que ce seul cas s'est comporté de la façon que j'ai indiquée

Conclusion sur ces observations. — On voit clairement, sans qu'il soit nécessaire d'y insister, que les éruptions, dans les trois cas cités, se sont toujours montrées à la période de déclin de l'érysipèle, période qui s'établit par la cessation de la fièvre (abaissement de la température, sinon retour à la normale), et par la résolution ou la disparition graduelle de l'érysipèle.

Ces faits sont assez intéressants pour qu'il me paraisse utile d'examiner quelle est la nature des éruptions précitées. Pour y arriver, j'ai besoin de parler d'abord des métastases, des crises et des complications dans les maladies, puis des diverses théories émises sur la nature de l'érysipèle. En faisant un parallèle entre les premières et les secondes, j'espère mettre en évidence la façon dont il faut considérer les dermatoses dont il a été question.

III. — Des métastases, des crises et des complications en général dans les maladies.

Je ne me propose pas de passer en revue tout ce qui a été dit sur ces états morbides secondaires. Je m'attacherai surtout à donner les caractères qui les différencient.

Métastases. On désigne ainsi le déplacement d'une maladie qui se porte d'un endroit sur un autre, dans des organes semblables ou différents. Le fait capital est la disparition complète de la maladie première, qui est remplacée par l'affection métastatique.

Souvent la maladie métastatique est de même nature que celle qui disparaît, et de siége anatomique analogue. Ainsi un catarrhe des bronches ou de la conjonctive peut être remplacé par un catarrhe de l'intestin ; une arthrite goutteuse disparaît, et à sa place naissent des inflammations de la plèvre, du péricarde et des méninges.

Ailleurs l'affection métastatique se développe sur un autre tissu que la maladie éteinte. Telle une ascite remplaçant une dermatose chronique.

Il faut bien dire que nombre de complications peuvent être prises pour des métastases, et souvent la distinction est difficile. Cependant les complications s'expliquent généralement par des actions physiques, chimiques ou mécaniques, par leur évolution à la suite d'une impression morbifique spéciale et primitive, ou d'une infection virulente qui tend à exercer son action sur tous les organes et le fait en une fois ou d'une manière successive. Il devient nécessaire, pour établir la distinction, de bien se pénétrer qu'une maladie métastatique ne se produit qu'à la suite d'un déplacement du principe morbide de la maladie première.

Crises. Une crise est le changement qui signale l'issue de la maladie, que cette issue soit la guérison ou la mort. Je n'entre pas dans le détail des opinions nombreuses qui ont été émises sur la nature des crises; beaucoup d'auteurs ont compris dans cette catégorie, qui de véritables complications, comme l'hématémèse du cancer pylorique, qui des affections terminant les maladies d'une façon naturelle ou obligée, comme l'hémorrhagie intestinale d'une fièvre typhoïde. Cela fait que le nombre des phénomènes critiques doit être tellement réduit, que beaucoup n'y croient pas.

Dans le cas qui m'occupe, je n'ai à considérer que les crises favorables. Or personne n'a prouvé si les phénomènes critiques produisent la guérison, jugent la maladie, et dans ce cas il y aurait provocation d'un phénomène que l'on cherche tous les jours à obtenir en thérapeutique, la révulsion, qui, vu sa production spontanée, mériterait ici le nom de *révulsion naturelle*; personne n'a prouvé si, au contraire, les phénomènes critiques ne se montrent pas précisément à cause de la guérison, et dans ce cas ils seraient des symptômes nécessaires à l'évolution des maladies, pouvant exister ou non.

On a dit aussi, et cela à propos de l'herpes labial en cas de maladies fébriles, que c'est un signe favorable pour le pronostic, peut-être uniquement parce que les maladies dans lesquelles on observe ce symptôme se terminent plus souvent par la guérison que les maladies dans lesquelles l'herpès ne se présente pas, ou ne se présente qu'exceptionnellement.

Bref, la question des crises est assez vague, et j'aime mieux attribuer les phénomènes jugeant les maladies favorablement à une révulsion naturelle. Celle-ci a pour caractère de survenir lorsque la maladie actuelle est en voie de guérison ; son apparition est quelquefois signalée par une légère perturbation, *turbatio critica* des anciens, consistant en des frissons, des rêves, du délire, etc. ; elle est accompagnée d'une évacuation morbide particulière, comme une hémorrhagie, une éruption cutanée, des sueurs, etc.

Complications. Une complication est un phénomène morbide secondaire, développé sous l'influence d'une maladie préexistante. Partout où il existe une affection primitive, des maladies secondaires peuvent se montrer, soit par propagation (métro-péritonite puerpérale), soit par cause mécanique (hydropisie, suite d'un obstacle à la circulation), soit par sympathie (diarrhée de la dentition), etc. Les complications ont pour caractère de survenir dans le cours d'une maladie, de la prolonger et d'entraver sa guérison. Leur influence est donc pernicieuse. Toutefois quelques auteurs disent qu'il y a des complications salutaires, et citent en particulier l'érysipèle comme pouvant enlever des dermatoses chroniques et rebelles. Mais dans ce cas l'érysipèle est tout aussi bien une crise favorable ou une révulsion naturelle.

Je passe sous silence les maladies concomitantes, qui ne sont pas des complications, bien entendu, par exemple, une pneumonie survenant chez un individu calculeux.

En résumé, étant donnée une maladie, si elle disparaît soudainement pour être remplacée par une autre, il y a métastase ; s'il survient une affection ayant pour influence de hâter sa terminaison, il y a crise ; il y a au contraire complication, s'il s'y ajoute une autre maladie entravant sa guérison.

IV. — Nature de l'érysipèle.

On a rangé l'érysipèle parmi les maladies de la peau ; il figure dans presque tous les traités sur cette matière, et prend place dans la classe des exanthèmes, à coup sûr parce que l'on n'aurait su dans quelle autre classe le ranger. Il y a, dans l'érysipèle, plus que la simple rougeur superficielle disparaissant sous la pression que l'on trouve dans les autres dermatoses exanthématiques, la roséole, l'urticaire, l'érythème. Il y a un exsudat dans l'épaisseur du derme, dans le tissu sous-cutané et souvent aussi dans les couches sous-épidermiques. Ce n'est qu'au point de vue anatomique que l'on peut faire de l'érysipèle une simple affection cutanée, que l'on qualifie de *derma-*

tite exsudative. Mais l'état général est autant à considérer dans l'érysipèle que l'état local : c'est pour cela qu'on a pensé que l'éruption érysipélateuse se produit au même titre que les éruptions varioleuse, rubéoleuse et scarlatineuse, c'est-à-dire qu'elle est spécifique. On a par suite placé l'érysipèle dans la classe des fièvres.

Les uns en font une *fièvre éruptive*, et voici sur quoi ils fondent leur opinion (Velpeau, *Leçons orales de clinique chirurgicale;* Labbé, *Thèse de Paris*, 1858). Les symptômes locaux sont presque toujours précédés par les symptômes généraux, qui sont ceux des fièvres éruptives, frissons, fièvre, soif, inappétence, enduit limoneux de la langue, courbature, nausées, diarrhée, quelquefois vomissements. Les accidents se maintiennent pendant deux, trois ou quatre jours, et ils ressemblent tellement aux prodromes des fièvres éruptives, que, dans les épidémies de variole, par exemple, on est dans le doute de savoir s'il surviendra un érysipèle ou bien cette maladie. Il y a seulement une différence entre ces prodromes : c'est qu'ils durent moins longtemps dans l'érysipèle que dans les autres fièvres éruptives. Comme celles-ci, l'érysipèle est épidémique et contagieux.

Pour ceux qui ne veulent pas voir dans l'érysipèle une fièvre éruptive, la différence consiste en ce que l'affection a un point de départ local auquel les accidents généraux sont consécutifs ; en ce que l'érysipèle ne crée pas d'immunité pour l'avenir. On peut dire à ce propos que la variole se montre quelquefois à nouveau chez un individu déjà atteint. A Montpellier, on fait de l'érysipèle une *fièvre pseudo-exanthématique*, précisément à cause de ce défaut d'immunité (Castan, *Traité élémentaire des fièvres*).

Enfin, quelques auteurs se font une autre idée de la nature de l'èrysipèle ; voici ce qu'ils en pensent (L. Gosselin, M. Raynaud, Art. *Erysipèle* du *Dictionnaire de médecinc et de chirurgie pratiques*). En tenant compte du caractère infectieux et contagieux de l'érysipèle, on peut admettre qu'il est une *septicémie*, comme la fièvre traumatique et l'infection purulente, que le poison septique, après avoir pénétré par la plaie, produit, dans les premières voies qu'il parcourt, l'irritation qui se traduit par la rougeur, et, en envahissant l'organisme, y occasionne les troubles généraux connus. Mais quel est ce poison, comment se produit-il ? C'est une hypothèse qui n'est pas plus jugée pour l'érysipèle que pour les autres maladies septicémiques.

Au demeurant, la question de la nature de l'érysipèle est encore assez obscure. La dernière opinion mérite certainement le plus de crédit. Quoi qu'il en soit, je vais examiner comment il faut considérer les éruptions cutanées au déclin de l'érysipèle en rapport avec les opinions précédentes.

V. — Nature des éruptions cutanées terminant l'érysipèle.

Si l'érysipèle est une dermatose, les affections cutanées qui se montrent à son déclin sont des métastases ou des complications. Ce ne sont pas des métastases : car l'érysipèle n'a pas été remplacé soudainement par les éruptions. Il n'y a pas non plus complication, ou bien elle est salutaire et doit être considérée comme une crise. Mais on se demande à bon droit ce que c'est que la crise d'une simple dermatose; il n'y a pas d'autre réponse que celle-ci : des éruptions cutanées peuvent amener la guérison de l'érysipèle tout aussi bien que celui-ci peut évoluer pendant une affection de la peau et la guérir, ainsi que le prouvent d'assez nombreux exemples. C'est, si l'on veut me passer l'expression, un échange de bons procédés : ce qui n'est pas une explication médicale.

Si l'érysipèle est une fièvre, éruptive ou autre, rien de plus naturel que de considérer comme critiques les maladies de peau dont j'ai parlé. Mais, dans les maladies fébriles, les éruptions critiques siégent le plus souvent aux lèvres et aux ailes du nez; elles consistent aussi presque toujours en de l'herpès. Je dirai de plus que les fièvres éruptives n'ont pas besoin d'être jugées par une éruption autre que celle qui les caractérise, et elles ne le sont jamais.

D'ailleurs les crises sont exceptionnelles dans l'érysipèle. Je n'en ai jamais vu (ce qui n'est évidemment pas une preuve), et je n'en ai trouvé que deux cas dans mes recherches (Dion, *Thèse de Paris*, 1869).

Premier cas : Un érysipèle ambulant de quatre jours de durée se termine par dix ou douze vésicules d'herpès au niveau de l'union du bord libre de la lèvre inférieure avec la peau.

Deuxième cas : Une épistaxis se produit à la suite d'un érysipèle fixe de quatre jours d'existence.

L'auteur de ces observations dit que l'herpès, pas plus que l'épistaxis, n'annonce toujours d'une façon absolue la guérison de l'érysipèle.

J'arrive à la question de la septicémie. Depuis quelque temps, l'attention a été attirée sur l'apparition d'éruptions cutanées dans les affections septicémiques. M. Tremblay a fait à ce sujet un travail (*Gazette hebdomadaire*, 1870) où il joint ses idées à celles de M. le professeur Verneuil.

La partie de ce travail qui m'intéresse particulièrement est intitulée : Éruptions cutanées dans la période ultime des maladies septicémiques. Je ne fais qu'en énumérer les conclusions :

1° La peau, dans le cours des maladies septicémiques, présente assez souvent des éruptions diverses, tantôt limitées à certaines régions, tantôt généralisées, et occupant indistinctement toutes les parties du corps.

2° Les formes principales observées jusqu'à ce jour appartiennent à la classe des exanthèmes ; on a rencontré l'érythème simple, l'érythème circiné, l'érythème papuleux, l'urticaire. On a vu encore le zona, une éruption simulant le psoriasis aigu, et se montrant aux coudes, aux genoux, lieux d'élection ordinaires de cette dermatose, le purpura et des taches bleues analogues à celles des fièvres typhoïdes.

3° La marche de l'éruption est variable. Tantôt elle apparaît plus ou moins près du début de la maladie septicémique ; tantôt, et c'est le cas le plus commun, elle se montre dans la période ultime, un jour ou deux avant la mort ; d'ordinaire elle disparaît entièrement aux approches de la terminaison funeste.

4° Les maladies septicémiques qui paraissent les engendrer le plus communément sont : la pyohémie, l'intoxication urineuse, l'anthrax et le furoncle, la péritonite, l'infection putride ou septicémie chronique.

5° Le diagnostic de ces éruptions est facile quant à la forme, et le plus souvent quant à la cause. Si néanmoins la nature des accidents généraux était obscure, l'apparition des dermatoses rendrait probable l'existence de la pyohémie.

6° La signification pronostique est que l'éruption cutanée dans les maladies septicémiques est l'avant-coureur ou l'indice d'une mort prochaine.

Les dermatoses qui sont citées dans mes observations présentent bien les caractères de celles de M. Tremblay, excepté la gravité du pronostic. Mais, dans les observations de M. Tremblay, il n'est pas question de l'érysipèle comme maladie septicémique. Or, comme il est plutôt cela qu'autre chose, j'admets que les éruptions qui se montrent à son déclin sont du même genre que les précédentes, mais que dans l'érysipèle elles offrent ceci de particulier que leur pronostic est favorable. Ma conclusion n'est pas absolue, puisque je ne m'appuie que sur trois cas ; mais je la maintiens jusqu'à ce que l'on ait observé de ces éruptions jugeant défavorablement l'érysipèle, ou qu'il s'en montre de salutaires dans les affections septicémiques autres que l'érysipèle.

Quant à la cause intime des éruptions à la suite de l'érysipèle, il n'y a pas d'explication à en donner. C'est, si l'on veut, une *révulsion naturelle*, dénomination qui n'exprime que le fait observé en lui-même sans l'analyser. On pourrait dire que c'est un mode d'élimination du poison septique, qui cesse d'exercer son action envahissante et perturbatrice, en quittant l'organisme par cette porte de sortie.

Il y a une autre question importante à examiner. On peut se demander s'il ne faut pas rattacher ces éruptions terminales à une autre cause qu'à l'érysipèle; autrement dit, ont-elles été produites par une des causes ordinaires des dermatoses? Je puis répondre négativement; car je me suis enquis soigneusement près des malades de leurs antécédents; ils n'avaient jamais en d'affections cutanées et n'en connaissaient pas dans leurs familles; ils ne présentaient pas d'infirmités ou d'états acquis dans la santé générale, autres que l'érysipèle. Chez la femme qui fait le sujet de la troisième observation, la menstruation n'offrait pas de troubles. Aucun n'était entaché de scrofule ou de syphilis, aucun ne présentait de traces de misère ou de malpropreté. Pas un n'était diabétique, pas un enfin ne faisait usage d'un des médicaments qui déterminent des éruptions.

On serait tenté jusqu'à un certain point de faire de ces trois cas une forme d'érysipèle à rapprocher de celles où il présente des éruptions sur la surface enflammée, comme l'érysipèle phlycténoïde, le bulleux, le pemphigoïde, l'eczémateux, le pustuleux, etc. Mais ces éruptions, qu'on a un peu trop multipliées quant à leurs dénominations, se produisent sur la peau même qui est malade, et tiennent à l'altération soit de cette peau, soit des parties sous-jacentes.

Je ne puis m'empêcher de faire un rapprochement entre ces éruptions salutaires et l'érysipèle lui-même, qui s'est montré un modificateur avantageux dans beaucoup de circonstances. On sait l'importance que Ricord attachait à cette action salutaire, lorsqu'il disait, à propos d'un malade affecté d'un chancre phagédénique invétéré : « Tâchez de lui procurer un érysipèle. Je suis porté à en dire autant des éruptions que j'ai étudiées. Il faudrait compter sans la révulsion naturelle, mais la provoquer artificiellement. Ce que je dis là n'est pas nouveau, et parmi les dix espèces de traitement que l'on trouve dans le *Traité de l'erysipèle* de Lepelletier de la Sarthe, il en est un, dit méthode dérivative, qui consiste dans l'application, à distance du point malade, de sinapismes, de liniment de Kentish, de vésicatoires. Je ne veux pas rappeler toute la série des médicaments que l'on pourrait employer à cet usage. Ceux qui me paraissent convenir le mieux sont, outre les précédents : à l'extérieur, l'huile de croton tiglium, la pommade stibiée (d'Autenrieth) ; à l'intérieur, l'iodure de potassium, l'arsenic, le baume de copahu.

CONCLUSIONS.

L'érysipèle peut présenter à son déclin des éruptions cutanées de formes diverses et de siége variable, qui ne signalent leur apparition par aucun autre trouble que l'abaissement de la température fébrile.

Ces éruptions amènent avec elles la résolution de l'érysipèle ; elles sont apyrétiques et n'ont pas de symptômes généraux ; elles accomplissent rapidement leur évolution.

Leurs symptômes locaux sont ceux des dermatoses analogues et n'ayant pas leur étiologie ; elles n'exigent aucun traitement spécial, à moins que les malades ne soient incommodés par les démangeaisons qu'elles sont susceptibles de provoquer.

On ne peut établir s'il y a une relation entre telle ou telle forme d'érysipèle, et tel ou tel genre d'éruptions, vu leur rareté ; il n'est pas davantage possible de dire si ce sont les dermatoses dont il a été question dans ce travail qui se présenteront toujours à l'observation. Ce qui paraît le plus certain, c'est qu'elles sont en relation intime avec la nature septicémique de l'érysipèle.

A. PARENT, imprimeur de la Faculté de Médecine, rue M^r-le-Prince, 31.

www.ingramcontent.com/pod-product-compliance
Ingram Content Group UK Ltd.
Pitfield, Milton Keynes, MK11 3LW, UK
UKHW020404250726
13967UKWH00005B/2466

9 782011 900562